AF299603

LEÇONS CLINIQUES

A L'HOPITAL DE LA PITIÉ

PAR

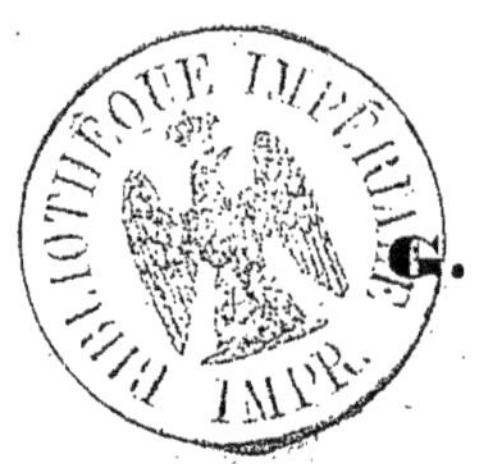

G. BERNUTZ

SEMESTRE D'ÉTÉ DE 1862

PARIS

F. CHAMEROT, LIBRAIRE-ÉDITEUR

RUE DU JARDINET, 13

1862

Paris. — Imprimerie de L. MARTINET, rue Mignon, 2.

PRÉFACE

J'ai beaucoup hésité à publier ces leçons, malgré l'insistance qu'on a mise à me le demander, parce qu'il est toujours dangereux de donner la publicité à des leçons, qui, lorsqu'elles se succèdent à deux ou trois jours d'intervalle, sont nécessairement improvisées, et alors contiennent presque forcément des opinions qui ont besoin d'une confirmation ultérieure. J'ai taché d'atténuer, autant que je l'ai pu, ce défaut, inhérent à toute production extemporanée comme l'a été celle-ci, en revoyant attentivement chacune de ces leçons, et en ajoutant des indications bibliographiques partout où je les ai crues nécessaires. J'aurai à renvoyer, en particulier, à mes travaux antérieurs que j'ai résumés de manière à les mettre, plus qu'ils ne le sont, à la portée de ceux qui n'ont que peu de temps à consacrer à des lectures. L'accueil bienveillant qu'ils ont reçu, surtout le dernier, me fait espérer que ces leçons qui les reproduisent, mais sous une forme plus rapide, seront favorablement reçues, et pourront contribuer à vulgariser la connaissance des affections génitales chez les femmes. Je serai heureux si j'ai pu convaincre que la gynécologie ne constitue pas une branche spéciale de l'art de guérir, et que tout médecin peut aborder l'étude des maladies des femmes sans craindre d'y rencontrer plus de difficultés que dans toute autre partie de la pathologie. C'est ce désir qui m'a déterminé d'abord à professer et ensuite à publier ces leçons qui, lorsque je les ai commencées, n'étaient pas destinées à la publicité, que je leur donne bien un peu à regret, parce qu'elles laissent beaucoup à désirer. Je vais franchement au-devant de la critique, que je sollicite au lieu de la repousser, parce que je désire, si j'ai ultérieurement à publier d'autres leçons, en profiter pour faire mieux, si je le puis.

Amico lectori salutem.

G. BERNUTZ

28 juin 1862.

LEÇONS CLINIQUES

FAITES

A L'HOPITAL DE LA PITIÉ

PREMIÈRE LEÇON.

LA VIE, LA MALADIE, L'AFFECTION ET LA LÉSION.

MESSIEURS,

Aujourd'hui, c'est une sorte d'obligation de commencer tout enseignement par sa profession de foi ; je ne chercherai pas à m'y soustraire, parce que la première condition d'un enseignement, dût-il être restreint, comme doit l'être celui-ci aux maladies des femmes, c'est d'être clair, et qu'on risque de ne l'être point si l'on n'a tout d'abord exposé, et très nettement exposé, quelle notion on se fait de la vie, qui est en médecine la notion fondamentale de laquelle dérivent toutes les autres. Ne soyez pas effrayés de ce début, je serai très court dans l'exposition des généralités qui sont nécessaires pour que vous me compreniez ; je me restreindrai à ce qui est absolument indispensable, c'est-à-dire à la notion de la vie, de la maladie, de l'affection et de la lésion, dont j'ai besoin de vous indiquer la signification avant de vous dire quel sera le sujet de chacune de mes conférences.

La notion de la vie est une notion abstraite, et par conséquent a dû être dans chaque école et sera toujours dans chacune d'elles le reflet des doctrines philosophiques qui l'inspirent. Il serait tout à fait déplacé ici de mentionner toutes celles qui ont été émises ; je dois me borner à discuter les deux définitions qui sont professées aujourd'hui et que vous retrouverez toujours en présence depuis Hippocrate jusqu'à nous, mais formulées d'une manière un peu différente par chacune des sectes dans lesquelles se subdivisent presque à l'infini les deux grandes écoles antagonistes, qui de tout temps ont partagé les médecins en vitalistes et en organiciens. La vie, suivant la définition de Bichat, que je prendrai pour type de toutes celles qui ont été émises par les organiciens, est le résultat du jeu des organes ; ce qui revient à dire que la vie est une propriété de l'organisme, de la matière organisée, comme le magnétisme est une propriété de l'aimant. La vie, suivant la définition des vitalistes, est une force, ou plutôt, en prenant une définition moins abstraite et que vous comprendrez mieux, la vie est le résultat d'une force, inconnue dans son essence, mais révélée par ses effets, force qui surgit dans la fécondation, vient animer l'ovule, et déterminer une série d'actes organiques destinés à l'entretien de cette force jusqu'au moment où elle s'éteint. Ce qui revient à dire que la vie est une succession d'actes organiques déterminés par une force toute spéciale qui se développe par la fécondation dans un support organique, différent pour chaque espèce d'êtres vivants, support organique qui est aussi nécessaire, pour que les actes qui constituent la vie se produisent, que la force elle-même qui les suscite.

Les développements que je viens de donner à cette seconde définition ont pu vous faire pressentir que c'est celle que j'accepte. Je n'ai pu adopter la première, quoiqu'elle fût généralement professée à l'école de Paris au début de ma carrière médicale, parce que cette définition, application à la médecine des doctrines philosophiques de la fin du siècle dernier, ne tient pas compte d'un fait capital dans la question. Elle ne tient pas compte que l'ovule fécondé vit avant d'avoir des organes, qu'il jouit d'une vie propre, indépendante de celle de la femme qui le porte dans son sein ; et cela si bien, qu'on voit des enfants apporter en naissant des maladies contagieuses que leur mère n'a point, par exemple, une syphilis constitutionnelle qu'ils tiennent de leur père, ou des maladies contagieuses, comme la variole, que leur mère a été inhabile à contracter par le fait d'une variole antérieure, ainsi que j'en ai observé un exemple. Je rejette cette définition de la vie, parce qu'elle ne tient pas compte que l'ovule, aussitôt sa fécondation, est soustrait aux lois physiques, qui entraîneraient infailliblement et dans un temps très court sa destruction, par une force en vertu de laquelle s'opèrent les transformations moléculaires qui vont constituer les organes. Je la rejette parce qu'elle ne tient pas compte de cette force en vertu de laquelle se succèdent, après la naissance, les transmutations incessantes de chacune de nos parties, que vous appellerez génération cellulaire, si bon vous semble, mais qui permettent de dire que les actes qui se produisent dans l'embryon se continuent tant que la vie persiste. Cette notion d'une force toute spéciale qui, à l'aide des actes organiques qu'elle suscite dans le support qu'elle est venue animer, soustrait, en partie du moins, tout être vivant aux lois physiques qui régissent les corps inertes, fussent-ils organisés comme l'est un cadavre, constitue la différence fondamentale entre les définitions de la vie données par les organiciens, et les définitions des vitalistes. La différence qui en résulte établit entre les organiciens et les vitalistes une divergence telle, que nous allons voir les mêmes mots de la langue médicale offrir une signification toute dissemblable, en particulier, celui de maladie, dont la notion dérive directement de la notion de la vie.

En effet, les organiciens ont dû faire abstraction, dans la notion qu'ils se font de la maladie, de toute idée de force qui manque dans leur définition de la vie, tandis que cette idée de force doit, au contraire, occuper le premier rang dans la notion que les vitalistes se font de la maladie. Les organiciens, définissant la vie le résultat du jeu des organes, ont dû, pour ainsi dire, forcément définir la maladie un dérangement du jeu de ces organes, dépendant, soit d'une lésion matérielle, soit d'un trouble fonctionnel; mais en l'acceptant, ils n'avaient pas prévu la confusion déplorable que cette définition introduit dans toute la pathologie, et que je vais vous faire comprendre par un ou deux exemples. Ainsi, d'après cette définition, une névralgie intercostale, qui entrave les fonctions respiratoires, mérite le nom de maladie et reçoit la même dénomination que l'hystérie, le rhumatisme, la syphilis, dont cette névralgie est, suivant les cas, un symptôme. Une kératite scrofuleuse, une ulcération scrofuleuse du col utérin, qui entravent, l'une la fonction visuelle, l'autre la fonction génitale, méritent aussi bien le nom de maladies que la scrofule qui a donné lieu à la kératite dans le premier cas, et, dans le second cas, que le catarrhe utérin dont l'ulcération du col n'est qu'une dépendance, et même que la scrofule dont le catarrhe utérin est une manifestation. Le tout et la partie ont droit ainsi à la même dénomination; bien plus, chacun des éléments de la partie mérite aussi bien le nom de maladie que l'ensemble morbide, auquel seul les vitalistes réservent la dénomination de maladie. Je n'ai pas besoin d'insister; vous avez tous compris qu'en acceptant pour définition de la maladie qu'elle est un dérangement du jeu des organes, résultant soit d'une lésion matérielle, soit d'un trouble fonctionnel, on arrive forcément à l'organopathie, professée par M. Piorry, qui est la déduction logique, je me plais à le reconnaître, de la notion de la vie formulée par Bichat. Aussi, messieurs, si vous ne voulez pas accepter, et sans aucune restriction, les doctrines de M. le professeur Piorry, que dis-je, si vous ne voulez pas être forcés, pour être conséquents, d'aller plus loin que lui, et de faire autant d'états organopathiques distincts qu'il y a d'altérations cellulaires dissemblables dans chaque organe, il faut vous refuser, comme je le fais, de prendre pour point de départ de la pathologie une définition de la maladie qui donne lieu à une confusion inextricable.

Il faut, messieurs, pour éviter ce danger, que la définition de la maladie que vous adopterez, ne fasse pas abstraction de la notion de force qui occupe la première place dans la définition de la vie donnée par les vitalistes. Il faut que vous fassiez entrer comme élément principal, dans votre notion de la maladie, que cette force, inconnue dans son essence, mais révélée par ses effets, c'est-à-dire par les actes organiques qu'elle détermine, est déviée dans la maladie de son type normal, et déviée d'une façon différente dans chaque maladie distincte. Il faut de plus que vous fassiez entrer comme élément de votre notion de la maladie que la modification de cette force, que nous ne pouvons apprécier que médiatement, entraîne comme conséquence, qui alors est saisissable, des actes organiques autres que ceux de la santé et qui vont venir influencer secondairement, soit en bien, soit en mal, cette force vitale que les actes organiques sont destinés à entretenir. Une maladie est donc une succession d'actes organiques, souvent très multiples et très divers, comme ceux que nous voyons dans la scrofule, dans la syphilis, le rhumatisme, la fièvre typhoïde, la variole, etc., une succession d'actes organiques anormaux qui se produisent quand cette force inconnue, destinée à nous soustraire aux influences cosmiques contre lesquelles nous avons à lutter incessamment, est déviée de son type normal, et qui viennent modifier secondairement la force vitale d'une manière heureuse, ou au contraire funeste. Il me serait facile, messieurs, en vous développant cette définition, d'en déduire la signification des mots prédisposition morbide, diathèse, cachexie, et de vous indiquer les différences qui existent entre les maladies diathésiques héréditaires ou acquises et les maladies accidentelles, soit endémiques, soit épidémiques, soit sporadiques, qui, celles-ci, résultent de ce que la force vitale a été, soit brusquement, soit lentement, déviée de son type normal par les influences cosmiques, mais cela m'entraînerait trop loin.

Il m'est même interdit, pour rester dans les limites auxquelles je dois me restreindre, de vous signaler l'analogie presque complète qui existe entre certains actes physiologiques et ceux qui se produisent dans quelques-unes de ces maladies accidentelles, ainsi dans la fièvre éphémère, les fièvres éruptives.... Je ne puis que vous indiquer le danger de troubler les actes organiques qui se produisent dans ces maladies lorsqu'elles sont bénignes et régulières, et qui ont alors comme effet de ramener la force vitale aux conditions qui constituent la santé. Réfléchissez, pour vous rendre compte de la notion de la maladie que vous devrez adopter, aux sensations que vous avez éprouvées dans une fièvre éphémère qui a succédé à une exposition momentanée à une température trop élevée ou à une fatigue. Vous avez eu d'abord une sensation de malaise qui indiquait l'atteinte portée à la force vitale; comme conséquence de celle-ci ont surgi une accélération de la circulation, l'injection des téguments, etc., et, comme dernier terme de la réaction, une sueur plus ou moins abondante qui a été suivie de la sédation des actes organiques, à laquelle a succédé une sensation de calme qui indiquait le retour de la force vitale à ses conditions normales, retour déterminé par les actes organiques, physiologico-pathologiques, qui l'ont précédé. Ce que vous avez pu ressentir dans une fièvre éphémère s'observe dans une fièvre éruptive régulière qui, de plus, a l'avantage de mettre celui qui vient d'en être atteint à l'abri d'un nouveau contagium de cette maladie. Il résulte de là que la maladie qui, d'après la définition des organiciens, consistant à dire qu'elle est un dérangement du jeu des organes, devrait toujours être considérée comme un mal qu'on doit tâcher de faire disparaître de gré ou de force, peut être, parfois, aux yeux des vitalistes, un bien, et qu'ils doivent avoir alors, pour première indication, d'écarter du malade tout ce qui peut troubler la maladie lorsqu'elle est bénigne et régulière. Il résulte de là que les organiciens doivent agir toujours et quand même, tandis que les vitalistes ne doivent intervenir que lorsque la nature est impuissante à accomplir cette sorte de fonction éventuelle destinée à ramener les conditions de la santé.

Mais je ne puis m'étendre sur ces considérations, malgré l'immense intérêt qu'elles présentent, je dois me borner à vous indiquer qu'il y a dans toute maladie trois éléments : 1° l'atteinte qu'a subie cette force inconnue qui nous soustrait aux lois qui régissent les corps inertes ; 2° comme résultat de cette atteinte, la modification des actes organiques que la force vitale détermine et qui sont destinés à l'entretenir ; 3° enfin, comme conséquence de ces actes organiques qui sont différents de ceux de la santé, l'influence heureuse ou funeste qui résulte secondairement de ces actes organiques sur la force vitale. On a donné le nom d'affection, d'affection première (vie affectée), à l'atteinte que subit la force vitale ; le nom de réaction, de phénomènes réactionnels, aux actes organiques qui résultent de cette déviation de la force vitale de ses conditions normales, et le nom d'affection seconde à la modification qui est imprimée secondairement à la force vitale par les actes organiques morbides. Ici le mot affection (affection première, affection seconde) est pris dans sa signification primitive (vie affectée), celle que lui donne encore l'école de Montpellier. Je l'ai conservée exprès, mais pour un moment seulement, afin de vous faire comprendre comment ce mot et celui de maladie ont pu être considérés comme synonymes, non-seulement par les organiciens, mais par quelques vitalistes que j'appellerai exagérés.

Ces vitalistes, c'est-à-dire ceux qui ont donné pour définition de la vie qu'elle est une force, sans y ajouter aucun commentaire, ont été conduits à considérer les mots affection et maladie comme synonymes, parce qu'en prenant pour point de départ une notion de la vie aussi abstraite, ils ont dû presque forcément réduire toutes leurs études à des spéculations hypothétiques sur cette force, sans se préoccuper des actes organiques qu'elle détermine et sans lesquels la vie n'existe pas. Ils ont été par conséquent entraînés à ne voir dans la maladie que l'affection première ; ils ont rendu dès lors les mots maladie et affection synonymes, parce qu'en négligeant les actes organiques, ils supprimaient la signification du mot maladie, qui comprenait de plus les phénomènes réactionnels et leur influence secondaire sur la force vitale. Les organiciens sont arrivés au même résultat par une raison inverse, parce qu'ils ne se sont préoccupés que des actes organiques, différents de ceux de la santé, qui résultent de la modification de la force vitale dont ils faisaient abstraction dans leur définition de la vie ; ils ont rendu le mot affection synonyme de maladie, parce que sans cela il eût été pour eux vide de sens.

Le plus simple serait peut-être de ne plus employer le mot affection, qui a reçu des interprétations si différentes ; mais on ne peut rayer de la langue médicale une expression qui se retrouve presque à chaque page de nos documents scientifiques : on a pris un moyen terme. Aujourd'hui le mot affection signifie, du moins pour la plupart des pathologistes, non plus que la vie est affectée, mais qu'un organe est affecté ; c'est-à-dire que sous l'influence de la déviation de la force vitale de ses conditions normales, un organe est devenu le siége d'actes organiques, différents de ceux de la santé, qui viennent modifier secondairement cette force. Ainsi le mot affection comprend les actes organiques anormaux suscités dans tel ou tel organe, et en même temps l'influence de ces actes organiques sur la force vitale, c'est-à-dire les phénomènes réactionnels et l'affection seconde de l'école de Montpellier. C'est une espèce de compromis consenti entre les organiciens et les vitalistes actuels, qui ont renoncé à toute spéculation hypothétique sur l'affection première pour ne plus retomber dans des systèmes semblables à celui de Brown. Ce compromis, qui altère sans doute la signification primitive du mot affection, qui s'appliquait presque exclusivement à l'affection première et n'était pas synonyme de maladie, a été consenti pour s'entendre au lit des malades, dont l'intérêt est supérieur à un stérile purisme de lan gage. On donne ainsi le nom d'affection à chacune des manifestations locales de la maladie, en y comprenant l'influence que chacune de ces manifestations locales exerce en bien ou en mal sur la terminaison de la maladie. Ainsi, pour vous citer quelques exemples : dans la maladie rhumatisme les différentes arthrites, la péricardite, l'endocardite, etc., sont des affections; la bronchite dans la rougeole, l'albuminurie dans la scarlatine, l'attaque, les paralysies partielles, les névralgies dans l'hystérie, sont des affections.

On réserve le nom de maladie pour l'affection *totius substantiæ et virium*, si je puis ainsi dire : ainsi le rhumatisme, la rougeole, la scarlatine, l'hystérie, la scrofule, etc., sont des maladies; et l'on donne le nom d'affection aux déterminations locales de la maladie. Il n'y a pas de maladie locale ni localisée; les localisations, les manifestations organiques reçoivent le nom d'affections; c'est à l'aide de celles-ci, de leur marche, de leur enchaînement qui tombent sous nos sens, que nous remontons à la maladie dont la nature essentielle ne peut être déterminée qu'hypothétiquement, puisque la force qui nous soustrait aux lois qui régissent les corps inertes nous ● et nous sera toujours inconnue dans son essence. Il faut bien vous souvenir, messieurs, que c'est par l'étude des affections que nous remontons à la maladie, ou du moins que nous devons chercher à y remonter; car il y a malheureusement un certain nombre de cas où nous ne le pouvons pas, et cela au grand désavantage des malades, parce que c'est la notion de la maladie qui nous fournit les véritables indications thérapeutiques. Ainsi, par exemple, dans l'esthiomène, qui peut être scrofuleux, syphilitique ou cancéreux, c'est la notion de la maladie, dont la dartre rongeante vulvaire est une manifestation, qui seule peut fournir les indications, qui sont très différentes les unes des autres suivant la nature de l'ulcère phagédénique.

J'ai peut-être été un peu long, certainement plus long que je n'aurais voulu, messieurs, mais c'est qu'il était nécessaire de vous faire bien comprendre quelle signification j'attache aux mots maladie et affection, pour ne pas vous paraître paradoxal, quand je vous dirai tout à l'heure qu'il n'y a pas de maladies de l'utérus ni de ses annexes. Les organes génitaux peuvent être le siége d'affections et de lésions qui, lorsqu'elles sont traumatiques par exemple, sont aptes à susciter une maladie par suite de la perturbation imprimée par le traumatisme à la force vitale, qui alors, consécutivement à cette atteinte qu'elle a subie, détermine des actes organiques plus ou moins nombreux sous l'influence desquels se produira la guérison ou la mort. Mais avant de vous présenter le tableau de ces filiations morbides diverses que nous aurons à étudier, j'ai besoin de m'arrêter encore pour vous indiquer la signification du mot lésion, qui est par rapport à l'affection, pour ainsi dire, ce que l'affection est par rapport à la maladie.

Le mot lésion, dans son sens étymologique, signifie blessure ; mais cette signification a été aujourd'hui tellement détournée de cette acception, que cette dénomination s'applique non-seulement aux solutions de continuité traumatiques et à celles qui résultent d'une altération de nutrition, aux cicatrices vicieuses qui en résultent, à chacun même des éléments, pris individuellement, de l'altération de nutrition : congestion, exsudats, et en même temps aux modifications que présentent les fonctions de l'organe. Ainsi, pour prendre des exemples dans notre sujet : une ulcération du col utérin, l'imperforation ou l'occlusion de cet organe, les déplacements de la matrice, la congestion utérine, l'hypertrophie, l'augmentation ou l'absence des sécrétions génitales, ont reçu le nom de lésions ; toutefois on réserve plus spécialement le nom de lésions aux altérations de nutrition, tandis qu'on donne de préférence aux autres le nom de troubles fonctionnels. Le nom de lésion s'applique donc à chacun des éléments de l'affection qui est elle-même un élément de la maladie, de sorte que la constatation d'une lésion qui tombe facilement sous nos sens, comme, par exemple, une ulcération du col utérin, doit faire rechercher l'affection dont elle est un symptôme pour remonter de l'affection à la maladie qui lui a donné lieu, excepté dans le cas de traumatisme où la filiation est inverse. Cela vous permet d'apprécier pourquoi Boyer disait maladies de cause interne et maladies de cause externe, et quelle différence profonde existe entre les unes et les autres.

Les notions générales que je viens de vous exposer, sans chercher, il est vrai, à être servilement fidèle à la tradition pour la signification si controversée du mot affection, vous ont fait comprendre qu'il n'y a qu'un petit nombre de maladies spéciales aux femmes, c'est-à-dire qui aient des connexions intimes avec le devoir de la maternité pour lequel elles ont été créées. Ces maladies spéciales aux femmes sont : la chlorose qu'on voit se produire à la révolution pubère, la fièvre puerpérale après l'accouchement, la ménopause à l'âge critique, et enfin la névrose, la passion hystérique, comme l'appelaient les anciens nosologistes. Mais s'il n'y a qu'un petit nombre de maladies propres aux femmes, on voit les maladies qui sont communes aux deux sexes présenter chez elles de nombreuses différences par rapport à ce qu'est cette même maladie chez l'homme. Ces différences résultent, les unes, des conditions particulières de la vie dans chacun des sexes pour qu'il puisse accomplir la fonction distincte qui lui est dévolue dans la conservation de l'espèce. Les autres résultent de la dissemblance symptomatique qui surgit, quand les organes génitaux, qui sont d'une structure différente dans l'un et l'autre sexe, sont le siége d'une manifestation de la même maladie, comme, par exemple, dans la blennorrhagie. Les dernières enfin résultent de l'association fréquente chez les femmes de la chlorose ou de l'hystérie à la maladie accidentelle ou diathésique, commune aux deux sexes, à laquelle elle est en proie, et qui vient imprimer à cette maladie accidentelle ou diathésique une marche différente de celle qu'elle présente chez les autres femmes, mais surtout dissemblable de celle que cette maladie offre chez l'homme.

J'étudierai ultérieurement avec vous ces dissemblances dans les
maladies communes aux deux sexes ; il me sera impossible de le
faire cette année, parce qu'il est nécessaire, pour ne pas être
arrêté à chaque pas, que vous connaissiez les lésions et les affections dont les organes génitaux féminins peuvent être le siége :
c'est à cette étude que seront consacrées mes conférences de
cet été. J'étudierai en premier lieu les lésions, et ensuite les
affections, pour aller du plus simple au plus complexe ; je com-
mencerai par les vices de conformation, dont je vous présenterai
l'histoire dans notre prochaine conférence.

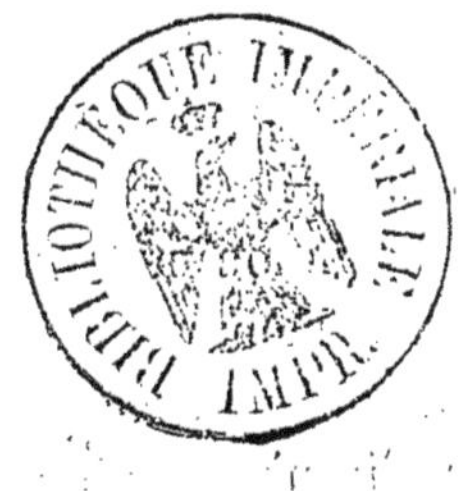

9 782016 139325